AF314118

L. MAGNIN

VÉTÉRINAIRE EN PREMIER AU 5ᵉ RÉGIMENT DU GÉNIE

L'ABREUVEMENT

CHEZ LE CHEVAL

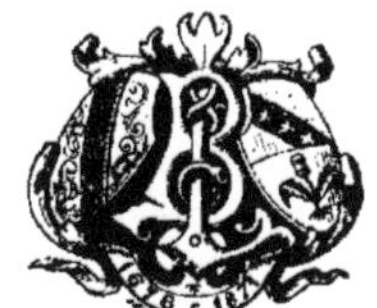

8 Tg 7 / 76

BERGER-LEVRAULT & Cⁱᵉ, ÉDITEURS

PARIS	NANCY
RUE DES BEAUX-ARTS, 5—7	RUE DES GLACIS, 18

1909

L'ABREUVEMENT CHEZ LE CHEVAL.

BIBLIOTHÈQUE NATIONALE — R. F. — IMPRIMÉS.

« La soif, dit Colin, se développe dans deux circonstances principales : lorsque les animaux viennent de manger et lorsque, pendant la digestion ou les intervalles de cette fonction, le sang a éprouvé une déperdition considérable d'aliments aqueux.

« Elle se fait sentir plus souvent et plus vivement chez les herbivores que chez les carnassiers, plus chez les oiseaux granivores que chez les rapaces. Elle se renouvelle plus fréquemment chez les animaux qui se nourrissent de substances sèches, de grains, de farine, que chez ceux qui vivent d'herbes vertes et de racines aqueuses. Cela se conçoit quand on se rappelle l'énorme quantité d'eau soustraite au sang par la sécrétion salivaire, surtout chez les herbivores. Cependant, bien que les fourrages verts contiennent, en moyenne, les quatre cinquièmes de leur poids d'eau, les animaux qui s'en nourrissent, comme les solipèdes et les ruminants, prennent encore des liquides en quantité notable (¹). »

Colin nous dit encore qu'un solipède, en mangeant, par exemple, dans un repas, 4 kilos de foin, donne, pour humecter ce fourrage, environ 16 kilos de salive. Or, cette soustraction effrayante d'eau doit épaissir considérablement le sang qui reste dans les vaisseaux. L'avoine, elle, n'exige qu'un équivalent et quart de son poids en salive ; la farine, deux équivalents ; les fourrages verts, à peine la moitié du poids.

D'autre part, Boussingault a montré qu'un cheval, dans les

(¹) Colin (d'Alfort), *Traité de physiologie comparée des animaux,* 3ᵉ édition, 1886, t. I, p. 658 et 609.

vingt-quatre heures, perd, par les urines et les exhalations de la peau et des poumons, environ 3o kilos d'eau.

L'observation des praticiens corrobore les données des physiologistes et des chimistes. Le cheval qui a de l'eau à volonté boit à plusieurs reprises pendant la durée de son repas; mais il n'ingère généralement que quelques gorgées d'eau à chaque fois. Il y a cependant un moment dans la journée où il absorbe une quantité relativement grande de boisson, et ce moment varie avec les individus. Pour les uns, c'est le matin; pour d'autres, c'est le soir. Il y en a même qui boivent surtout la nuit. C'est là une simple question d'habitude.

Relativement à la quantité consommée, les variations individuelles sont grandes. M. Lavalard dit ([1]) qu'en général, « un cheval de taille ordinaire et pesant environ 5oo kilos boit environ 5o litres d'eau dans les vingt-quatre heures, en trois ou quatre fois ». Magne et Baillet ([2]) estiment à 20 ou 24 litres l'eau nécessaire à un cheval de forte taille, en vingt-quatre heures. Les expériences de Boussingault permettent d'établir que cette quantité doit être approximativement de 3o litres.

Il est digne de remarque que le cheval qui a en permanence de l'eau à sa disposition absorbe tous les jours la même quantité de liquide, à peu de chose près. Seul, le régime du vert amène une diminution sérieuse dans la quantité consommée.

M. Cagny, vétérinaire à Senlis, affirme même que le cheval auquel on donne, à l'écurie, de l'eau à volonté dans son box, n'éprouve pas le besoin de boire pendant le travail, même à l'époque des grandes chaleurs. « J'en ai eu souvent la preuve, dit-il. Je pouvais, après un trajet de 12 ou 16 kilomètres, pendant les chaudes journées de juillet et août, amener mon cheval à l'abreuvoir — ses chevaux ont toujours, à l'écurie, de l'eau à discrétion — il plongeait sa tête dans l'eau pour se rafraîchir, mais il avalait à peine quelques gorgées ([3]). »

([1]) M. LAVALARD, *Le Cheval et les grandes industries de transport*, 1894, t. I, p. 199.

([2]) MAGNE et BAILLET, *Traité d'agriculture pratique et d'hygiène vétérinaire générale*, 1883, 4e édition, t. III, p. 271.

([3]) M. CAGNY, *Bulletin de la Société centrale de médecine vétérinaire*, 1904, p. 29.

L'utilité de l'abreuvement découle de la nécessité de remplacer l'eau indispensable à l'accomplissement des fonctions. Il faut que le cheval récupère l'eau disparue par la peau, l'exhalation pulmonaire, par la sécrétion urinaire, par toutes les sécrétions et surtout par la sécrétion salivaire. L'eau est le grand dissolvant, le véhicule des matières assimilables des aliments ; il faut donc que le cheval en prenne encore une certaine quantité pour que la digestion puisse s'opérer dans les meilleures conditions. Le cheval devrait donc être abreuvé pendant ses repas et entre ses repas.

D'après ce qui précède, on serait porté à croire que les chevaux ont, sinon de l'eau à discrétion, tout au moins des abreuvements fréquents. Il n'en est rien, trop généralement. En France, nous avons la crainte de l'abreuvement pour nos chevaux. C'est un préjugé néfaste.

Dans des écuries particulières et même des casernements neufs d'Angleterre et d'Allemagne, les chevaux ont en permanence de l'eau à leur disposition. Il n'y a rien de semblable en France en ce qui concerne les casernements, et je crois que les écuries civiles où les chevaux ont de l'eau à volonté sont rares, même parmi les plus luxueuses.

En Angleterre, on va même plus loin. Un homme de cheval me disait tout récemment que, dans de nombreuses rues de Londres, on trouvait à côté de l'étiquette : Faites boire vos chevaux, les moyens nécessaires à l'abreuvage.

Je signale ce fait, en passant, à la sage prévoyance de notre Société protectrice des animaux ; car, il faut bien le dire, nous n'avons pas imité l'Angleterre sur ce point. Notre anglomanie ne va pas jusque-là.

Voyons ce qui se passe dans la cavalerie militaire. Consultez le dernier Service intérieur (20 octobre 1892), chapitre *Hygiène des chevaux :* toutes ses prescriptions sont orientées dans la crainte de l'abreuvement, aucune ne l'est du côté de son insuffisance :

Article 356 (383, artillerie). — « Les chevaux doivent, en principe, boire deux fois par jour en été et une fois en hiver.

« Les auges sont remplies au moins une heure avant qu'on amène les chevaux à l'abreuvoir (1).

« Les chevaux ne doivent pas boire ayant chaud. On doit éviter également de les faire boire quand ils sont à jeun, ou quand ils ont l'estomac plein. En tout cas, il faut toujours leur couper l'eau, c'est-à-dire les empêcher de boire d'un seul trait, surtout si l'eau est froide, ou lorsque, après un travail pénible, les chevaux sont pressés par la soif, ou quand on est forcé de les faire boire à jeun.

« Ces prescriptions sont particulièrement recommandées, leur inobservation peut causer de graves accidents. »

Et c'est tout. Pas la moindre recommandation pour éviter le défaut d'abreuvement ou son insuffisance, plus fréquents, certes, et autrement dangereux dans leurs conséquences.

*
* *

Il n'est pas sans intérêt de jeter un coup d'œil sur les prescriptions réglementaires relatives à l'abreuvement qui se sont succédé dans l'armée depuis un siècle.

L'*Ordonnance du Roi* du 13 mai 1818, *portant Règlement sur le Service intérieur, la Police et la Discipline des Troupes à cheval,* disait :

Article 156. — « Quand on abreuve aux auges du quartier, l'officier de semaine n'en est pas moins obligé d'être présent pour s'assurer *qu'on laisse boire à satiété,* qu'on ne tourmente point les chevaux et qu'ils ne sont pas trop gênés par le nombre. »

Ce règlement prescrivait de faire boire trois fois par jour, c'est-à-dire à chaque repas, le matin, à midi et le soir, ainsi qu'il est indiqué à la *Table analytique du service journalier,* placée à la fin de ladite ordonnance :

Déjeuner des chevaux :

Sonné à 6 heures, du 1er octobre au 1er avril ; à 5 heures, du 1er avril au 1er octobre.

---

(1) Cette prescription a pour résultat de faire boire *tiède* en été et souvent trop froid en hiver. L'eau devrait être tirée selon les circonstances de temps et de lieu.

Appel et pansage du matin :

Sonné à 7 heures, du 1ᵉʳ octobre au 1ᵉʳ avril ; à 6 heures, du 1ᵉʳ avril au 1ᵉʳ octobre. Avoine distribuée par le brigadier de semaine aux cavaliers chargés de la donner à chaque ordinaire de chevaux. Pansage fait dehors si le temps le permet. Sonnerie pour *l'abreuvoir* exécutée au signal de l'adjudant-major. Avoine donnée au retour après que les chevaux ont été bouchonnés. Paille donnée après que l'avoine est mangée.

Dîner des chevaux :

Sonné à midi. *Mêmes devoirs qu'au déjeuner.*

Souper des chevaux :

Sonné à 6 heures, du 1ᵉʳ octobre au 1ᵉʳ avril ; à 7ʰ30, du 1ᵉʳ avril au 1ᵉʳ octobre. *Mêmes devoirs qu'aux autres repas.*

L'*Ordonnance du Roi* du 2 novembre 1833, sur le *Service intérieur des troupes à cheval*, disait également :

« Lorsqu'on abreuve aux auges du quartier, il (le lieutenant ou sous-lieutenant de semaine) veille à ce que les chevaux ne soient ni tourmentés, ni gênés par le nombre, et boivent suffisamment. »

La prescription de laisser boire à satiété a disparu ; mais la *Table analytique*, de contexture à peu près semblable à celle de l'ordonnance du 13 mai 1818, porte toujours que les chevaux sont abreuvés à chaque repas, le matin, à midi et le soir.

En 1841, l'*Instruction pour les revues d'inspection générale des corps de cavalerie* s'exprime ainsi, et pour la première fois, au sujet de l'abreuvement :

« Les chevaux devront toujours recevoir l'avoine immédiatement après avoir bu. Depuis le 1ᵉʳ septembre jusqu'au 1ᵉʳ avril, les chevaux seront toujours abreuvés à l'écurie *le matin ;* ils le seront aussi *le soir,* lorsque le temps sera froid, pluvieux ou humide ; dans les autres mois de l'année, les chevaux seront abreuvés à l'écurie, lorsque l'état de l'atmosphère le fera juger nécessaire (¹). »

(¹) On trouve les mêmes dispositions dans les instructions des inspections générales postérieures à 1841. Entre 1833 et 1847, nous n'avons trouvé, dans le *Journal militaire officiel,* aucun autre texte relatif à l'abreuvement.

Ces dispositions semblent donc indiquer qu'à partir de ce moment, les chevaux ne furent plus abreuvés que deux fois par jour, par la suppression de l'abreuvoir de midi.

D'ailleurs, en 1847, la commission d'hygiène hippique posait la question suivante aux vétérinaires chefs de service : « *Faire connaître s'il y aurait avantage, pour la santé des chevaux, à les abreuver trois fois par jour pendant la saison des manœuvres.* » Les chevaux n'étaient donc abreuvés que deux fois en tout temps.

Voici comment il fut répondu à la question, d'après l'analyse des rapports des vétérinaires militaires, faite par les vétérinaires principaux :

a) Réponses des vétérinaires de l'armée de l'intérieur. « La question de savoir s'il y aurait avantage pour la santé des chevaux à les abreuver trois fois par jour pendant les chaleurs de l'été n'est pas encore résolue… *Ceux qui s'en sont occupés se félicitent d'en avoir fait l'essai* et rendent compte que les chevaux ne paraissent plus en proie à la soif ardente qui les portait à se gorger d'eau lorsqu'on les faisait boire seulement après le pansage de 3 heures. ce qui donnait lieu à des coliques et à des tremblements (¹). »

. . . .

« L'habitude de conduire les chevaux *une fois le matin* et *une fois le soir* aux auges pour les abreuver offre bien des inconvénients. Il y a certains chevaux qui ne boivent pas lorsqu'ils sont montés ; d'autres qui, par crainte, s'éloignent de l'auge. parce que leurs voisins cherchent à les mordre ou parce qu'ils se trouvent serrés par ceux de droite et de gauche ; enfin, d'autres qui, atteints d'une soif ardente, se gorgent d'eau au point d'en être malades. Pour ce motif, des vétérinaires demandent qu'il soit réglementairement prescrit que les chevaux seront abreuvés à l'écurie et au seau pendant toute l'année (²). — Cette mesure aurait l'avantage de leur permettre de prendre la quantité d'eau qui leur est nécessaire, et de rationner ceux qui voudraient boire outre mesure. À cette proposition se joint celle qui a pour objet de faire boire les chevaux trois fois par jour pendant le semestre d'été ; *comme les régiments qui ont adopté cette mesure en rendent un compte très avantageux,*

(¹) *Recueil de mémoires et observations sur l'hygiène et la médecine vétérinaires militaires*, t. III, 1ʳᵉ série, p. 53.

(²) L'abreuvement au seau serait une mesure absolument néfaste dans les grandes agglomérations de chevaux. Nous en reparlerons plus loin. (*Note de l'auteur.*)

nous sommes d'avis qu'il y aurait utilité à ce qu'elle le fût par tous les corps de troupe à cheval. »

. . . .

« Tous les vétérinaires, à l'exception de trois, se prononcent pour l'avantage qu'il y aurait à faire boire les chevaux trois fois par jour pendant la saison des manœuvres. Les uns, parce que cette mesure, ayant été adoptée dans leurs régiments, a reçu la sanction de l'expérience ; les autres, bien qu'elle n'ait pas été adoptée, parce qu'elle leur paraît rationnelle. »

. . . .

« On voit que la mesure de faire boire les chevaux trois fois par jour, pendant la saison des manœuvres, a reçu l'approbation à peu près générale ; qu'elle a été *reconnue avantageuse dans les régiments où elle a été mise en pratique ; qu'il paraît, par conséquent, utile de la généraliser* (¹). »

b) Réponses des vétérinaires de l'armée d'Afrique. « Le quart à peu près pensent que cette mesure est inutile. Ils basent leur opinion sur ce qu'en expédition, ne rencontrant pas toujours de l'eau pour satisfaire la soif des animaux, leur souffrance serait d'autant plus grande qu'ils seraient habitués à boire plus fréquemment. Ainsi, d'après eux, il suffit d'abreuver deux fois. »

. . . .

« Cependant, la majeure partie des vétérinaires de l'armée d'Afrique approuvent, au contraire, la mesure d'abreuver les chevaux trois fois par jour, parce que, disent-ils, ces animaux, rentrant de la manœuvre à 10 heures, sont tourmentés par la soif et refusent le foin à midi. De plus, au pansage de 3 heures, ces animaux, pressés par la soif et n'ayant à peu près rien dans l'estomac, boivent outre mesure, ce qui occasionne des coliques et des congestions intestinales (²). »

En 1848, sur les 82 régiments de l'intérieur auxquels la question était soumise, 57 vétérinaires chefs de service « approuvent la mesure d'abreuver les chevaux trois fois par jour pendant la saison des manœuvres ; les uns, parce qu'elle leur paraît rationnelle ; les autres, *parce qu'étant mise en pratique dans leurs régiments, elle n'a présenté que des avantages ;* huit seulement n'approuvent pas cette mesure » pour diverses raisons.

Dix-sept vétérinaires n'ont pas répondu à la question.

« Les motifs de ceux qui n'approuvent pas la mesure ne sont pas assez plausibles pour qu'ils doivent être pris en considération. Nous

---

(¹) *Loc. cit.*, p. 93 et 58.
(²) *Ibid.*, p. 87.

pensons donc qu'il faut se ranger du côté de la majorité qui demande que cette mesure soit généralisée à l'armée (¹). »

L'opinion des vétérinaires de l'armée d'Afrique sur « l'avantage qu'il y aurait à abreuver les chevaux trois fois par jour pendant la saison des manœuvres n'est pas unanime. Les uns approuvent cette mesure, tandis que les autres croient qu'il suffit d'abreuver les chevaux deux fois par jour. D'autres, appuyant leur opinion sur l'usage des Arabes, croient qu'il suffit d'abreuver les chevaux une seule fois.

« Une observation ressort cependant de cette divergence d'opinions, c'est que les vétérinaires appartenant à des corps qui ont des chevaux français demandent généralement qu'on abreuve trois fois par jour, et que les vétérinaires des corps montés avec des chevaux indigènes sont d'un avis contraire. »

En 1849, la question de l'abreuvement est posée pour la dernière fois aux vétérinaires chefs de service.

65 vétérinaires de l'intérieur approuvent la mesure, « avantageusement mise en pratique dans plusieurs régiments, de faire boire les chevaux trois fois par jour pendant la saison des manœuvres », 9 ne l'approuvent pas ; « les uns, parce que, si les chevaux étaient abreuvés trois fois par jour pendant la saison des manœuvres, qui est celle des fortes chaleurs, ils pourraient souffrir lorsqu'ils seraient en marche ; les autres, à cause de la complication qui en résulterait pour le service déjà assez compliqué ». Ce dernier motif est celui qui est allégué par quelques vétérinaires de l'artillerie.

« Il y a 2 vétérinaires qui préféreraient qu'on donnât un barbotage clair à midi.

« 9 vétérinaires n'ont pas répondu à cette partie de la question, à laquelle les vétérinaires des dépôts de remonte seuls n'avaient pas à répondre, puisque les chevaux de ces établissements ne manœuvrent pas (²). »

En Afrique :

10 vétérinaires approuvent la mesure d'abreuver les chevaux trois fois par jour pendant la saison des manœuvres.

9 n'approuvent pas cette mesure.

1 ne peut se prononcer qu'après des expériences comparatives.

1 ne répond pas.

« Les motifs qui portent à approuver cette mesure sont les suivants :

« Les chevaux ayant beaucoup transpiré pendant les manœuvres, et rentrant couverts de poussière, sont très altérés lorsqu'on distribue la

---

(¹) *Loc. cit.*, t. III, p. 120.
(²) *Loc. cit.*, t. IV, p. 11.

botte de midi, et pour cette raison ne la mangent qu'imparfaitement. Après le pansage de 3 heures, continuant à être tourmentés par la soif, ils boivent outre mesure. La digestion est difficile et souvent les coliques sont la conséquence de la trop grande quantité d'eau que les animaux ont bue à la fois. *Dans le 2ᵉ d'artillerie, on n'a qu'à se louer de cette mesure qui est employée pendant toute l'année.*

« Les vétérinaires qui n'approuvent pas la mesure donnent pour raison qu'en Algérie, les chevaux manquant d'eau en expédition, cette privation leur serait plus sensible s'ils étaient abreuvés trois fois par jour que s'ils ne l'étaient que deux fois *et même qu'une, comme cela a lieu, en hiver il est vrai, dans quelques corps*(¹). »

Malgré la quasi-unanimité de ces avis, les chevaux continuèrent à n'être conduits que deux fois par jour à l'abreuvoir. En 1856, parut même une décision ministérielle portant la date du 12 juillet, relative au nouveau mode de répartition des repas des chevaux dans les régiments de cavalerie. Elle disait textuellement :

A la suite des essais successifs qui ont été faits en 1852, 1853, 1854, 1855, et après avoir pris l'avis du Comité de la cavalerie, le ministre a arrêté, ainsi qu'il suit, le mode de répartition de la ration des chevaux des régiments de cavalerie :

En hiver et dans la majeure partie de l'année :

Au réveil, donner un tiers de foin.

Après le pansage, *faire boire,* donner une demi-ration d'avoine, un tiers de paille.

Après la rentrée du travail ou de la promenade, à midi ou 1 heure, donner un tiers de foin.

Après le pansage de 3 heures, *faire boire,* donner une demi-ration d'avoine, un tiers de paille.

Au souper, donner un tiers de foin, un tiers de paille.

Pendant la saison des manœuvres :

Au réveil, donner un tiers d'avoine.

Après la manœuvre, un tiers de foin.

Une heure après, bouchonner, *faire boire,* donner un tiers d'avoine et un tiers de paille.

A 3 heures et demie, *faire boire,* donner un tiers d'avoine et un tiers de paille.

Au souper, deux tiers de foin et un tiers de paille (²).

______

(¹) *Loc. cit.,* t. IV, p. 53.

(²) *Journal militaire officiel,* 2ᵉ semestre 1856, p. 9.

Les chevaux, en tout temps, n'étaient donc abreuvés que deux fois par jour.

Le décret du 28 décembre 1883 portant règlement sur le Service intérieur des troupes de cavalerie (et d'artillerie) dont la rédaction fut confiée « à des commissions spéciales et, en dernier lieu, aux comités consultatifs des différentes armes », restreignait encore l'abreuvement des chevaux de l'armée.

Art. 122 (cavalerie). — « L'officier de semaine règle l'ordre dans lequel les chevaux doivent être conduits à l'abreuvoir, afin qu'ils ne soient pas gênés et qu'ils boivent suffisamment. »

Art. 134 (artillerie). — « A l'avertissement de l'adjudant-major, les maréchaux des logis rassemblent les chevaux pour l'abreuvoir. Les officiers de semaine veillent à ce que tous les chevaux y soient conduits, n'y soient pas gênés et boivent suffisamment. »

Art. 358 (cavalerie), 383 (artillerie). — Rédaction identique aux articles 356 (cavalerie) et 383 (artillerie) du Service intérieur du 20 octobre 1892, rapportés plus haut.

Désormais nos chevaux n'étaient plus abreuvés, en principe, qu'*une fois par jour en hiver*.

Cependant une circulaire ministérielle du 3 novembre 1902 marquait un pas nouveau, mais combien timide, dans l'hygiène de l'abreuvement. Elle disait :

« Dans certains corps, la prescription du Service intérieur de ne faire boire, *en principe*, qu'*une fois* par jour les chevaux en hiver a été considérée comme impérative.

« Or, l'examen des rapports annuels établis par les vétérinaires a permis de constater qu'il y a souvent avantage, pour la santé des chevaux, à procéder en hiver de la même façon qu'en été ; conduits seulement le soir à l'abreuvoir, en hiver, les chevaux altérés boivent sans mesure et sont exposés à des coliques.

« Les chefs de corps sont invités, en conséquence, à ne pas considérer comme une obligation de ne faire boire les chevaux qu'une fois par jour en hiver ; ils doivent, à ce sujet, tenir compte du climat, de la température, etc., etc., et s'entendre avec le service vétérinaire pour faire boire, lorsqu'ils le jugeront utile, les chevaux deux fois par jour en hiver comme en été, les mots « en principe », insérés dans le Service intérieur, leur laissant toute latitude à ce sujet. »

Malgré leur caractère quelque peu timoré encore, ces prescriptions furent bien accueillies. De fait, la faculté de ne faire boire qu'une fois par jour était appliquée trop souvent à la lettre. Mais pourquoi la circulaire précitée veut-elle qu'on s'inspire du climat, de la température, etc., pour faire boire les chevaux ? Sous tous les climats, à toutes les températures, l'eau n'est-elle pas indispensable à tous les repas, au même titre que les aliments solides ? Admettrait-on que les animaux puissent, à l'inverse de l'homme, faire un repas sans boire ?

Il serait peut-être téméraire d'affirmer que cette réglementation ait passé immédiatement dans la pratique de tous les régiments, tant était grande la force de l'habitude. Dans tous les milieux, il est plus facile d'établir des règles d'hygiène que de les faire passer dans les mœurs. La preuve en est dans le nouveau règlement sur le Service intérieur, imprimé à l'état de projet et qui porte toujours à l'article *Abreuvoir* que « les chevaux doivent boire au moins deux fois par jour en été et *une fois* en hiver ». Les mots : *au moins* ont remplacé les mots : *en principe* de l'ancienne réglementation, laissant combien loin les excellentes prescriptions de la circulaire du 19 mai 1904. Omission, va-t-on dire. C'est entendu. L'histoire de l'abreuvoir est un perpétuel recommencement.

En 1904, lorsque vint, à la Société centrale de médecine vétérinaire, la question des « coliques », j'affirmai qu'une de leurs principales causes chez les chevaux de l'armée était l' « insuffisance de l'abreuvement » ([1]).

Une note de M. le vétérinaire principal Jacoulet, lue à la même séance, disait aussi textuellement, avec toute l'autorité qui s'attache à son nom et à sa fonction : « Nos chevaux sont surtout insuffisamment et mal abreuvés. Qu'un cheval se détache, échappe

----

([1]) *Bulletin de la Société centrale de médecine vétérinaire*, 1904, p. 72.

à son conducteur, il ne court jamais qu'à l'abreuvoir ; le magasin aux fourrages, le coffre à avoine ne l'attirent pas([1]). » Cette observation, pleine de justesse, vaut tous les arguments du monde.

« J'ai maintes fois, dit-il encore, pris chez moi, à mon service, des chevaux malingres, sujets aux troubles digestifs, pour les observer et les monter. Mis en box avec de l'eau à discrétion, je les voyais rapidement changer d'habitudes, boire souvent pendant et après les repas, reprendre rapidement de l'état et n'avoir plus de coliques. »

Après avoir montré que nombre d'officiers ne sont pas toujours imbus de la nécessité des abreuvements fréquents et que, hier encore, on usait largement, dans certains corps, de la faculté de ne faire boire qu'une fois par jour les chevaux en hiver, M. Jacoulet établit, par quelques exemples, combien étaient grands les préjugés contre l'abreuvement. Un jour de pluie persistante, un chef d'unité dit : « On ne conduira pas les chevaux à l'abreuvoir, ils n'ont pas soif quand il pleut. » Dans un quartier où les auges sont alimentées par une pompe, on donna, certain jour, repos à tout le personnel. Les auges ne furent pas remplies parce qu'on avait négligé de faire marcher la pompe, et plusieurs chevaux eurent des coliques le soir([2]).

Ces faits, qui montrent jusqu'à quel point chefs et gradés étaient trop souvent imbus du peu d'utilité de l'abreuvement, parce que leur éducation hygiénique s'était faite sous l'empire de prescriptions surannées d'application encore récente, pourraient être multipliés en grand nombre. Quel est celui qui n'a vu les chevaux conduits devant des auges vides ? Ici, c'est le planton aux abreuvoirs qui n'a pas ouvert les robinets de remplissage. Là, c'est le service du casernement qui, pour ménager son eau parce qu'on a dépassé la quantité allouée, ou bien encore sous le prétexte de faire boire les chevaux plus frais en été et moins glacé en hiver, ne les ouvre qu'au moment de l'abreuvement. Alors, les chevaux les plus voisins du robinet boivent vaille que vaille, tant bien que mal, et plutôt mal que bien, en humant au

____

([1]) *Ibid.*, p. 64.
([2]) *Loc. cit.*, p. 64

passage ce que donne un débit insuffisant pour tous. Les plus éloignés, moins bien partagés encore, sucent avec conscience les parois humides de l'auge. « Coupez l'eau ! » crie un loustic. Après quelques instants, cavaliers et chevaux, las d'attendre, regagnent l'écurie, inquiets, les uns, de l'avoine de l'auge, les autres, de la soupe du réfectoire. Et ces erreurs d'hygiène, si elles se répètent à des intervalles trop rapprochés, se traduisent par des coliques d'abord, et, résultat moins tangible, par une moins bonne utilisation de la ration.

Mais il ne suffirait pas d'avoir des auges constamment pleines pour être certain que les chevaux y sont régulièrement conduits. C'est un fait que les omissions, les négligences sont encore plus à craindre dans l'armée que dans les grandes administrations civiles parce que l'homme de troupe, plus jeune que le palefrenier des grandes administrations, ne se rend pas compte de l'utilité d'une mesure qu'il considère comme une corvée. Et combien est sage, sous ce rapport, le Service intérieur de l'artillerie qui prescrit le rassemblement pour l'abreuvoir (art. 133). Il ordonne aussi, d'ailleurs, au lieutenant de semaine, de veiller à ce que tous les chevaux y soient conduits. Infimes détails, vont dire peut-être quelques esprits. C'est par des détails de cette nature qu'on évite les « coliques » dans les grandes agglomérations et qu'on maintient les chevaux en bon état.

Sur mon conseil, un capitaine commandant, dont l'escadron était atteint depuis quelque temps de coliques fréquentes, établit, avec l'officier de semaine, une surveillance complète. Ils ne tardaient pas à découvrir que certains chevaux restaient quelquefois quarante-huit heures sans boire. Et cet escadron était fort bien tenu, ce qui prouve combien il est difficile d'éviter, d'une façon complète, les omissions d'abreuvement dans les grandes écuries.

Mais où est l'observateur qui ne sait que les chevaux qu'on fait boire au seau dans les infirmeries — ou ailleurs — sont exposés à faire des repas sans boire, si on n'y tient la main expressément ?

Un cheval atteint d'angine entre dans une infirmerie. Le maréchal des logis, chargé depuis peu du service, est invité à le faire boire en sa présence, sans jamais s'en rapporter à l'affirmation du garde d'écurie. Cette recommandation est renouvelée avec insistance les jours suivants. Au bout de huit jours, notre cheval, guéri, était envoyé à l'auge commune. Le lendemain, il succombait à une indigestion d'eau des mieux caractérisées; l'autopsie ne laissait aucun doute sur ce point. Oh! l'étiologie du cas ne fut pas difficile à établir. Je livre ce fait — qui n'est pas unique en son genre, tant s'en faut — à la méditation de récents auteurs de traités d'hygiène vétérinaire où l'on recommande l'abreuvage au seau comme le meilleur pour les agglomérations de chevaux, parce qu'il éviterait, croit-on, la propagation des maladies contagieuses, de la morve en particulier[1]. Le mieux est parfois l'ennemi du bien et il ne faut pas que la peur d'un mal nous fasse tomber dans un pire.

Il n'est pas encore loin le temps où, pendant les manœuvres et même pendant les routes, dans les unités qui avaient plus particulièrement la crainte de l'abreuvement, nos chevaux ne buvaient le plus souvent qu'une fois par jour, quels que fussent la température atmosphérique et le travail fourni. Fréquemment, ils n'étaient pas conduits à l'abreuvoir le matin, à cause du départ matinal et aussi parce qu'il ne fallait pas, disait-on, les faire boire à jeun; car, en manœuvres, nos chevaux, qui absorbent leur ration en un seul repas, la nuit, étaient toujours considérés comme étant à jeun le matin. Après la manœuvre, on donnait l'avoine sur le terrain, en attendant la désignation du cantonnement, mais on songeait bien rarement à les faire boire. Or, c'est précisément en ces circonstances, où les déperditions sont grandes, que la cavalerie aurait besoin de boire souvent. Les chevaux conduits seulement une fois par jour à l'abreuvoir sont exposés à rester parfois quarante-huit heures sans boire, car il faut compter avec l'oubli, voire même la négligence de l'homme chargé des soins. Et c'est plus encore pendant les routes et les manœuvres que ces omissions sont à craindre, à cause de la fatigue des hommes et des difficultés plus grandes dans la surveillance et le contrôle. Le cheval ainsi irrégulièrement abreuvé ingère, d'un seul

---

[1] Si le seau était affecté au service de plusieurs chevaux, il faudrait donc le laver après l'usage de chacun d'eux. Si cet ustensile était individuel, il faudrait qu'il le fût effectivement et non pas seulement numériquement. Toutes ces conditions seraient bien difficiles à réaliser d'une façon permanente dans l'armée.

coup, une quantité de boisson qu'il devrait normalement absorber en quatre fois au moins, c'est-à-dire en deux jours. La soif, dit Colin, est un supplice plus douloureux que celui de la faim. L'homme de cheval doit s'apitoyer sur les souffrances de ces pauvres chevaux obligés de fournir, sans boire, un travail parfois pénible, sous une température quelquefois élevée, sans être assurés de l'abreuvoir au cantonnement, soit par suite de sécheresse, soit pour toute autre cause. C'est là une des principales raisons pour lesquelles nos chevaux maigrissent si rapidement parfois, au cours de manœuvres relativement peu dures.

« Le manque d'eau, disent Magne et Baillet ([1]), occasionne de grandes souffrances : s'il est absolu, il produit en peu de temps la rougeur des yeux, rend les membranes muqueuses sèches, la salive visqueuse, les animaux inquiets et détermine la mort au milieu de douleurs atroces ; si les animaux ne sont privés que d'une partie des boissons qui leur sont nécessaires, ils souffrent et maigrissent ; leurs sécrétions se ralentissent, les femelles donnent peu de lait, les membranes muqueuses sont sèches, les excréments durs, les urines rares et colorées, le mucus est peu abondant, la peau sèche, le poil terne, la santé s'altère même, l'appétit diminue, la digestion se fait mal, les aliments restent trop longtemps dans l'estomac, la nutrition souffre, l'épuisement survient et la mort termine cet état si la privation est trop forte ou trop longtemps continuée. »

Les préjugés contre l'abreuvement, qui n'ont pas encore entièrement disparu, ne sont pas particuliers à l'armée. Sanson paraît être un des premiers parmi les rares hygiénistes qui aient mis en garde contre l'abreuvement insuffisant. « La première règle hygiénique à observer, dit-il, est que les animaux ne doivent jamais se trouver dans le cas de souffrir de la soif, et le mieux à ce sujet serait qu'ils eussent, comme à l'état de nature, toujours de l'eau à leur disposition ; ils la prendraient alors au moment où le besoin s'en fait sentir, car il faut se rappeler que les chevaux digèrent absolument comme nous et de la même façon. Aussi, sous ce rapport, devrions-nous les traiter comme nous nous traitons nous-

______

([1]) *Loc. cit.*, p. 267.

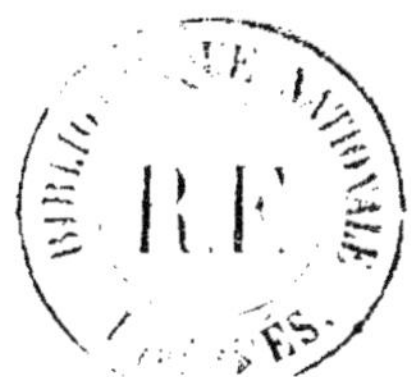

mêmes. Or, connaît-on des hommes qui, ayant à boire à leur repas une ration de liquide déterminée, préfèrent l'ingurgiter avant de commencer à manger plutôt que d'entremêler leurs aliments solides de boissons([1])? »

Voilà, assurément, d'excellentes paroles.

*
* *

On a vu que la circulaire ministérielle du 3 novembre 1902 ne contenait que des dispositions facultatives, et je ne saurais dire jusqu'à quel point elle avait modifié les usages de l'abreuvement. Le 19 mai 1904, parut une autre circulaire « relative aux mesures à prendre en vue de diminuer la fréquence des maladies de l'appareil digestif chez les chevaux de l'armée » et qui contient les dispositions impératives suivantes :

On donnera à la note ministérielle du 3 novembre 1902 l'interprétation la plus large, c'est-à-dire qu'en toute saison les animaux ne seront jamais abreuvés moins de deux fois par jour.

En route et pendant les manœuvres, on laissera les chevaux prendre, tout bridés, quelques gorgées d'eau lorsque l'occasion s'en présentera.

Cette circulaire marque un progrès manifeste ; mais pourquoi faut-il qu'elle réédite les vieilles prescriptions dressées contre l'abreuvement par le Service intérieur ? « Les chevaux ne doivent pas boire ayant chaud ; on doit éviter également de les faire boire quand ils sont à jeun ou quand ils ont l'estomac plein. »

Les chevaux ne doivent pas boire ayant chaud. — Cette prescription fait qu'on a une tendance générale à exagérer, dans la

---

([1]) Sanson cité par Wolff : *Hygiène du cheval de troupe*, 1881, p. 26. Dans le *Traité de Zootechnie*, 2e édition, 1882, t. I, p. 273, et dans l'article « Eau » du *Nouveau Dictionnaire pratique vétérinaire*, de Bouley et Reynal, Sanson soutient cette thèse à peu près dans les mêmes termes.

Parmi les auteurs modernes, il faut rendre pleine justice à M. Morizot, qui, dans son livre sur l'*Hygiène du cheval de troupe*, paru en 1904, insiste tout particulièrement sur la nécessité de faire boire les chevaux à leur soif et indique la privation d'eau comme la cause fréquente des coliques.

M. Chardin, dans son livre, recommande de faire boire les chevaux fréquemment, mais il semble trop redouter les **excès,** lesquels, avons-nous dit, ne sont pas à craindre avec l'abreuvement fréquent.

pratique, les inconvénients qu'il pourrait y avoir à faire boire après le travail, car est considéré comme ayant chaud tout cheval qui rentre de la manœuvre.

Et cependant Magne disait déjà en 1842[1] : « Il n'y a pas d'inconvénient à abreuver les bêtes qui travaillent, seraient-elles échauffées, si, après que la boisson est prise, le travail doit durer assez longtemps pour entretenir l'activité vitale et éviter le refroidissement que tend à produire l'eau froide ; c'est une sage précaution de faire boire les animaux qui travaillent, une demi-heure avant de les dételer. »

La conduite des chevaux à l'abreuvoir lors de leur rentrée au quartier, au cantonnement, n'a encore d'inconvénients que pour ceux qui sont conduits trop rarement à l'abreuvoir. Ici encore, le cheval qui boit trop est précisément celui qui ne boit pas assez souvent. Nul pourtant n'oserait contester l'utilité qu'il y a à rafraîchir le cheval après le travail. Il suffit, pour éviter toute conséquence fâcheuse, de lui permettre de boire modérément, en lui laissant le mors dans la bouche et en lui coupant l'eau à plusieurs reprises.

Je connais des unités dont les chefs ont rompu avec la routine, parce qu'ils sont convertis à la cause de l'abreuvement et ne craignent pas de faire boire en toute circonstance, même si leurs chevaux ont un peu chaud. Cette mesure se traduit par un maintien plus facile de la condition et une diminution notable des coliques. L'homme de cheval ne doit pas perdre de vue qu'il y a deux circonstances où le cheval qui n'a pas de l'eau à volonté boit avec le plus de plaisir : pendant le travail ou à sa fin et après l'ingestion du foin.

S'il était permis de faire appel à l'hygiène de l'homme, je dirais que, depuis longtemps déjà, les médecins militaires ont renoncé à empêcher les soldats d'infanterie de boire raisonnablement pendant les routes. Dans un organisme qui travaille, la boisson est nécessaire pour la facile élimination des produits de désassimilation. L'hydratation du sang favorise le fonctionnement des émonctoires, aussi indispensables chez le cheval que chez l'homme.

---

[1] Magne, *Principes d'hygiène vétérinaire*, 1re édition, 1842.

On doit éviter de faire boire les chevaux quand ils ont l'estomac plein. — Or, l'estomac du cheval est peu ample. D'après Colin, sa capacité moyenne est de 15 à 18 litres, et dans les conditions physiologiques, pour bien fonctionner, il ne se distend qu'aux deux tiers de sa capacité maximum, soit 10 litres ; 2 kilos de foin qui s'imprègnent de 8 kilos de salive donnent, par conséquent, une masse du poids de 10 kilos représentant de 11 à 12 litres. En présence de ces chiffres, on se demande quand est-ce qu'il serait possible de conduire le cheval à l'abreuvoir.

D'ailleurs, que dit la physiologie ? « Le foin, quoiqu'il absorbe quatre fois son poids de salive, se digère très bien sans eau au début, mais assez difficilement plus tard. Après une ou deux heures, son départ de l'estomac se ralentit, et il ne peut plus être repris activement que par l'eau ou par de nouvelles quantités d'aliments.

« La durée de la digestion du foin est abrégée très sensiblement par suite de l'ingestion d'une certaine quantité d'eau, au moins lorsque l'estomac est modérément rempli, comme dans le cas où il reçoit en un repas le quart de la ration journalière, soit $2^{kg}500$ de foin. L'eau entraîne avec elle une notable partie du chyme dans l'intestin grêle ([1]). »

Les chevaux ne doivent pas boire quand ils sont à jeun. — Le cheval, sauf exception, boit peu à jeun. Celui-là seul boit beaucoup dans ces conditions qui est assoiffé par suite des privations. Faire boire à jeun n'est donc dangereux que pour les chevaux qui sont abreuvés irrégulièrement ou trop peu souvent. D'ailleurs, l'estomac du cheval est rarement vide. Sur des animaux à jeun depuis vingt-quatre heures au moins, il arrive que l'estomac n'est pas encore complètement débarrassé des aliments pris dans le dernier repas ([2]).

*
* *

Dans l'armée, combien de fois l'état des chevaux bas de condition, le nombre des coliques ne tiennent-ils pas, pour une très

---

([1]) Colin, *loc. cit.*, t. I, p. 804.
([2]) D'après Colin, *loc. cit.*, t. I, p. 809.

grande part, à l'insuffisance de l'abreuvement, bien qu'on cherche fréquemment ailleurs, dans des causes banales le plus souvent, la raison de ces affections ou de ce manque d'état ! Voici un fait des plus instructifs. En 1906, une brigade d'artillerie exécutait, du 10 juillet au 3 août, ses écoles à feu au camp de La Courtine (Creuse), installé depuis peu d'années seulement. Les régiments qui l'avaient précédée au camp appelaient son attention sur le danger de l'eau de consommation qui, réputée froide (8°C.), était une cause de coliques aussi nombreuses que graves. Les chevaux des deux régiments ne tardèrent pas à être atteints ; mais quelle était la cause ? A 8° C., l'eau ne peut être considérée comme absolument froide ; beaucoup d'auteurs (Zundel, Wolff, Boucher, etc.) la considèrent simplement comme fraîche. Or. voici ce qu'une enquête permit de constater. Chaque régiment (douze batteries) était pourvu de trois auges de 15 mètres chacune, soit une auge pour quatre batteries, alors que le Règlement sur le service du casernement prévoit 12 mètres par batterie. Il résultait de cet état de choses — et le fait était de constatation facile — que très souvent l'auge était vidée par l'effectif d'une batterie et demie ; les chevaux restants (deux batteries et demie) buvaient insuffisamment ou ingéraient de l'eau sortant directement des conduites. Il est permis de croire, avec beaucoup de chances de ne pas se tromper, que la prétendue nocuité des eaux de La Courtine disparaîtra comme par enchantement le jour où le camp sera pourvu d'auges de dimensions suffisantes.

« Nos chevaux, a dit M. le vétérinaire principal Jacoulet, sont non seulement insuffisamment, mais encore mal abreuvés. » Le fait est exact. La cavalerie fait, en garnison, deux principaux repas par jour ; le premier, le matin, avant ou après le travail (¹) ; le second, le soir. Or, nos chevaux sont toujours abreuvés avant le repas seulement, et, comme l'avoine et le foin sont distribués en même temps, ils mangent le grain d'abord et le fourrage ensuite. Cette manière d'abreuver est irrationnelle au premier

---

(¹) Si le repas du matin a lieu après le travail, il est donné généralement au réveil un quart de la ration de foin pour que les animaux ne sortent pas à jeun.

chef. Y a-t-il un seul défenseur du système qui, ayant à boire à son repas une certaine quantité de boisson, commencerait par l'ingurgiter d'abord plutôt que d'entremêler solides et liquides? Pourquoi traiter nos animaux autrement que nous-mêmes?

Il résulte, d'ailleurs, des expériences de Colin : « 1° que si l'avoine est donnée au commencement du repas, le foin mangé ensuite la chasse dans l'intestin en forte proportion avant que sa digestion soit suffisamment avancée; 2° que si elle est donnée à la fin, ce sont seulement les dernières portions de ce grain qui chassent les premières, faute de trouver une place suffisante. Aussi, le plus logique est de la donner après le foin, et assez longtemps après, afin de laisser l'estomac se désemplir un peu pour offrir une place assez large au grain. » Et le savant physiologiste ajoute : « Bien que les aliments ne sortent pas de l'estomac du cheval exactement dans l'ordre de leur arrivée, puisqu'ils se mêlent en certaine proportion au pylore, on peut néanmoins, en réglant la succession des aliments dans un même repas, en espaçant les repas d'une certaine façon, et surtout en donnant l'eau à tel ou tel moment (après le foin), abréger le séjour des fourrages et prolonger celui des grains », qui ont besoin d'une digestion gastrique beaucoup plus complète (¹).

Il n'y aurait pas de difficulté insurmontable à ce que l'administration de la guerre fît observer les indications pratiques qui découlent de la physiologie de la digestion. Ce serait simplement une habitude à prendre. Les petits inconvénients inhérents à la mise en train du début seraient même largement compensés par un état de condition plus facile à réaliser par suite d'une meilleure utilisation de la ration, laquelle n'est pas excessive. Rien ne serait plus facile que de distribuer le foin d'abord, une heure avant le pansage, par exemple (²). Les animaux seraient ensuite conduits aux auges, puis pansés et recevraient l'avoine à la rentrée aux écuries, après le pansage.

En attendant que le service du génie dote nos casernements

(¹) Colin, *loc. cit.*, p. 813 et suivantes.

(²) C'est, d'après Colin, le minimum de temps qu'il faut à un cheval pour manger 2 kilos de foin. Au besoin, les chevaux mangeraient le foin pendant le pansage, lorsque celui-ci se fait à l'intérieur des écuries.

d'écuries dans lesquelles les chevaux auront constamment de l'eau à leur portée, ceux-ci devraient être abreuvés à tous leurs repas, y compris le petit repas du matin. On devrait également leur présenter l'eau à la sortie des écuries pour le travail et à la rentrée : à la sortie, pour contrôler le service ; à la rentrée, pour les rafraîchir, mais en ayant soin alors de leur couper l'eau.

« Depuis longtemps, dit M. Lavalard, administrateur de la Compagnie générale des omnibus (¹), j'avais remarqué que les coliques étaient très fréquentes si la boisson, que les hommes donnent parcimonieusement lorsqu'ils doivent la porter à chaque cheval, n'était pas suffisante. C'est alors que, reprenant une vieille habitude des maîtres de poste, de toujours présenter à boire aux chevaux au moment du départ et de la rentrée pour le relais, je fis la même chose pour les chevaux de notre compagnie, et les résultats furent excellents. C'est un moyen facile, pour le chef de l'établissement, de se rendre compte du service des hommes d'écurie. Aujourd'hui, les chevaux en ont tellement l'habitude qu'ils se dirigent immédiatement, surtout en rentrant, vers l'abreuvoir, et que les hommes ne peuvent les en empêcher. Il faut faire boire les chevaux avec leurs mors, et les accidents sont très rares pour les chevaux qui boivent gloutonnement. »

En route, aux manœuvres, les chevaux de l'armée devraient boire aussi fréquemment que possible : le matin avant le départ, en cours de route lorsque la chose est possible, à l'arrivée au cantonnement ou à l'étape, et le soir, lorsque la rentrée ne s'est pas faite trop tardivement.

En ce qui concerne l'abreuvage, il y a encore, dans l'armée, des préjugés que les hommes de cheval doivent faire disparaître. Il n'y a que des avantages à multiplier les abreuvements, et l'abreuvement insuffisant est beaucoup plus à craindre que l'abreuvement excessif. L'excès de boisson chez le cheval est toujours, d'ailleurs, la suite d'une insuffisance d'abreuvage antérieur.

Si nos chevaux étaient abreuvés plus souvent, non seulement on verrait baisser le pourcentage des maladies de l'appareil digestif, trop élevé dans l'armée ; mais encore les chevaux se

---

(¹) *Bulletin de la Société centrale de médecine vétérinaire*, 1904. p. 263.

maintiendraient plus facilement en condition, principalement pendant les routes et les manœuvres. Pendant ces périodes de travail intense, les abreuvages seraient plus fréquents parce que l'habitude en serait prise dans la garnison. Des faits, ayant presque la valeur d'expériences et portant sur un nombre assez grand de chevaux, m'ont prouvé qu'un excellent moyen de maintenir les chevaux en bon état pendant les routes est de les faire boire fréquemment, chaque fois qu'il est possible, même au prix d'un léger effort.

Ces effets de l'eau, au point de vue du maintien ou de la remise des chevaux en condition, ne sont pas contestables, quoi qu'on en ait dit. Nous avons vu précédemment ce qu'en pensait M. le vétérinaire principal Jacoulet, qui est un maître en la matière, et M. le vétérinaire en premier Esclauze vient d'en rapporter un cas bien démonstratif.

Le voici très brièvement résumé :

Intrus, ex-Souvenir, par *Hérode* et *Précieuse,* né en 1896, est un joli cheval, bâti en irlandais, susceptible de faire une monture honorable, s'il n'était horriblement maigre.

Plusieurs officiers, séduits par son modèle, se sont efforcés, mais en vain, de le remettre en état. Dans le but de se rendre compte de la cause réelle de cet amaigrissement et de soumettre ensuite l'animal à un traitement rationnel, M. Esclauze prend *Intras* à l'infirmerie. Il y séjourne à deux reprises différentes, une première fois, du 20 au 27 mai 1904 ; une deuxième, du 21 novembre 1904 au 7 janvier suivant. L'appétit est excellent et le cheval mange bien la forte ration qui lui est donnée. La température est normale et les grandes fonctions semblent s'exécuter très régulièrement. En dehors de la maigreur, qui est littéralement « effrayante », on n'observe rien d'anormal.

De nombreux moyens de traitement à la fois médicaux et hygiéniques restent sans aucun résultat.

De guerre lasse, *Intras* est rendu à son escadron ; mais comme il est incapable de pouvoir suffire à un service actif, on le verse au 5e escadron où il est l'objet des plus grands ménagements. Malgré cela, *Intras* devient de plus en plus misérable. Son état est tel que le capitaine commandant, honteux de le voir aussi maigre, finit par le proposer pour la réforme. La proposition fut ajournée.

« Nous nous perdions toujours en conjectures, dit M. Esclauze, sur les causes de cette étrange affection, lorsqu'un beau jour — en avril — l'officier de semaine nous raconte incidemment qu'il avait récemment appris que le cheval ne buvait pas : ayant adressé une observation au cavalier qui avait été chargé de conduire le cheval à l'abreuvoir, celui-ci lui avait répondu naïvement, comme si le fait eût été tout naturel : « Mais, mon lieutenant, ce cheval ne boit jamais. »

« Ce fut pour nous le trait de lumière, et comme bien l'on pense, pour pouvoir contrôler un fait aussi étrange et aussi inattendu, nous fîmes immédiatement entrer le cheval à l'infirmerie. »

Et M. Esclauze constate, en effet, que le cheval ne boit pas. « Conduit à l'abreuvoir, il flaire l'eau, mais ne cherche pas à boire, il ne touche pas davantage à l'eau du seau qui, cette fois encore, est laissée en permanence dans son box, pas plus, sans doute, qu'il n'y avait touché lors des précédents séjours.

«·Ainsi, il n'y avait plus à en douter, la véritable cause de ce mauvais état, la cause qui nous a échappé si longtemps et qui n'a pas attiré l'attention de notre personnel, c'est l'absence de la soif. »

Tous les moyens mis en œuvre pour introduire de l'eau par une voie détournée dans l'organisme sont plus nuisibles qu'utiles. On dut même renoncer, l'animal étant couché, à lui faire avaler de l'eau avec une seringue, ainsi qu'il est fait souvent pour l'administration des breuvages.

A noter, et ceci vient à l'appui de la thèse, que le régime du vert amène, en sept jours, une augmentation de poids de 15 kilos.

On n'arrive à faire boire *Intrus* qu'en le conduisant à l'abreuvoir après la promenade. Ainsi, et petit à petit, il prit l'habitude de boire normalement, même au sortir de l'écurie.

Au bout de quelques mois, *Intrus,* méconnaissable, était devenu un superbe cheval, un des plus beaux du régiment([1]).

Il ne suffirait pas toujours de conduire le cheval à l'abreuvoir pour que le but à atteindre soit rempli. Tous les observateurs consciencieux savent combien le cheval est délicat dans le choix de son eau. Il est même parfois fort sensible aux changements subits de sa boisson ordinaire. Ce fait est bien connu dans les écuries de pur-sang et, dans les déplacements nécessités par les courses, les entraîneurs emportent même fréquemment, dans un tonneau, l'eau que leurs chevaux ont l'habitude de boire. Pendant les routes et les manœuvres, lorsque l'on conduit les chevaux à la rivière, faute d'abreuvoir, on voit fréquemment les premiers seuls boire si le fond est vaseux. Ceux qui viennent ensuite trou-

---

([1]) ESCLAUZE, *Bulletin de la Société centrale de médecine vétérinaire,* 1906, p. 433.

vent une eau trouble qu'ils battent du pied et flairent, mais beaucoup ne boivent pas. C'est encore un fait que nombre de chevaux refusent l'eau qui s'éloigne par trop de leur boisson habituelle. Quel est l'observateur qui n'a vu des chevaux assoiffés rester vingt-quatre ou quarante-huit heures sans boire, parce que le cantonnement n'avait, comme abreuvoir, qu'un étang ou une mare dont ils ne trouvaient point l'eau à leur convenance ? Ce n'est que poussés par une soif extrême que les chevaux boivent alors. Beaucoup préfèrent même attendre, aux dépens de leur condition, l'aubaine d'une boisson plus à leur convenance. Et c'est alors que les excès d'abreuvement sont à craindre et qu'il y a lieu de ne laisser le cheval étancher sa soif qu'en se reprenant assez longuement et à plusieurs reprises.

*
* *

Contre la fréquence des abreuvements, on élève, parfois, plusieurs objections de fait ou de principe.

On a dit que le défaut d'abreuvement dans la cavalerie militaire est moins à craindre que la façon dont on abreuve. Il est à remarquer que l'on abreuverait moins mal si on abreuvait plus souvent ; mais les faits constatés dans les agglomérations de chevaux les mieux surveillées viennent plaider contre l'affirmation présentée.

Les chevaux qui boivent beaucoup sont mous au travail et suent facilement, objecte-t-on encore contre les abreuvements fréquents. Il est à remarquer que la plupart des chevaux qui boivent trop — et ils sont peu nombreux — se ramènent d'eux-mêmes à une consommation de boisson plus raisonnable dès qu'ils ont de l'eau en permanence ou même dès qu'on leur en présente fréquemment. Pour les autres, les buveurs invétérés, rien n'est plus facile que de diminuer de jour en jour la quantité de liquide jusqu'à ce qu'on les ait ramenés à une ration à peu près normale.

Autre objection. Des officiers qui avaient beaucoup vécu en Algérie m'ont dit : « En Algérie, malgré la température, nos chevaux ne buvaient souvent qu'une fois par jour et ils ne s'en portaient pas plus mal. » L'argument ne porte pas. En France, les chevaux, de même que l'homme, sont organisés pour résister aux frimas ; ils souffrent de la chaleur en été et ont besoin de plus de boisson que leurs congénères des pays chauds. En Algérie, les chevaux vivent sous un climat brûlant ; ils sont constitués pour cela et souffrent beaucoup moins de la chaleur que les nôtres.

Une autre objection encore, qu'on a produite même dans les milieux scientifiques, est tirée de la difficulté éprouvée en manœuvre, en campagne, d'assurer l'abreuvement dans des conditions régulières. Et certains se sont demandé s'il n'était pas possible qu'une cavalerie habituée en temps de paix aux soins les meilleurs fût insuffisamment préparée aux privations du temps de guerre. Mais il y a des choses dont on ne prend point l'habitude. On ne peut pas plus habituer les chevaux à ne pas boire qu'à ne pas manger. Parce que les chevaux, en campagne, seront exposés à mourir de faim, de soif et recevront des balles, ce ne serait pas une raison, assurément, pour qu'on les traitât de même en temps de paix.

Une cavalerie affaiblie par les privations de toutes sortes serait certainement moins en état d'aborder une campagne qu'une autre pourvue d'une bonne condition et aguerrie par un entraînement rationnel. En campagne, l'idéal serait même de garder ce bon état le plus longtemps possible.

Rien n'a la vie dure comme un préjugé, et, encore aujourd'hui, l'utilité de la multiplicité des abreuvements n'est pas acceptée par tout le monde.

C'est le rôle des vétérinaires et des hommes de cheval de ressasser ces vérités hygiéniques jusqu'à ce qu'elles soient définitivement passées dans les habitudes.

Nancy, imprimerie Berger-Levrault et Cⁱᵉ

www.ingramcontent.com/pod-product-compliance
Ingram Content Group UK Ltd.
Pitfield, Milton Keynes, MK11 3LW, UK
UKHW022333170726
13837UKWH00005BA/2263